AF384648

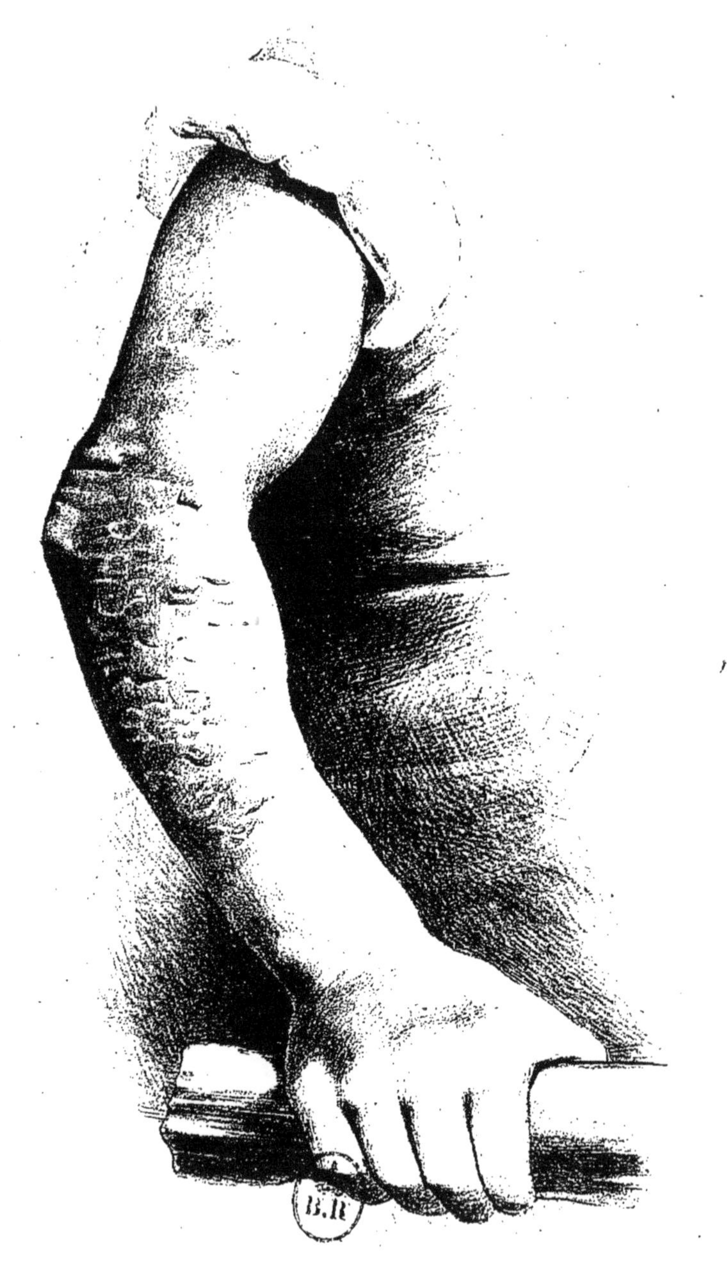

DARTRES.

TRAITEMENT

SIMPLE ET FACILE.

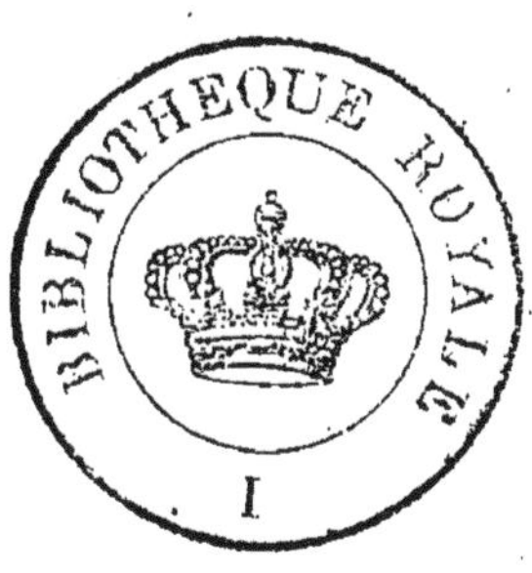

« Un bon Médecin est celui qui a des spécifiques,
« ou, s'il en manque, qui permet à ceux qui les ont
« de guérir son malade. »

LABRUYÈRE.

Si vous n'avez pas de Dartres, donnez cet écrit à
votre voisin, il en aura peut-être besoin : il y a plus
de dartreux que vous ne l'imaginez !

CAEN,

IMPRIMERIE DE BONNESERRE, RUE FROIDE, 1.

1847.

OBSERVATIONS PRÉLIMINAIRES.

Il n'est pas de maladie plus répandue , il n'en est pas de plus horrible que les Dartres. Si les Hébreux étaient dévorés par la lèpre , combien de dartreux de nos jours ne sont-ils pas dans un état aussi alarmant , et ne devraient-ils pas fixer l'attention de nos législateurs aussi bien que cet ancien peuple attirait la sollicitude de Moyse son législateur-prophète ? Si l'histoire de l'affreuse maladie qui dégradait ainsi les Israélites se perd dans la nuit des temps , il n'en est pas de même de l'histoire des Dartres de nos jours ; les tableaux qu'en présentent nos physiologistes ne laissent rien à désirer , si non que leurs peintures ne peuvent exprimer les tortures qui affligent certains dartreux.

« J'en ai vu qui éprouvaient des atteintes si véhé-
« mentes, qu'ils voulaient se précipiter par les fe-
« nêtres de l'hôpital St.-Louis ; il y eut un malheureux
« perruquier qui essaya de se pendre avec la corde
« dont les malades se servent pour se soulever dans
« leur lit. Aucun repos n'est permis aux victimes de
« la Dartre Squammeuse. La nuit, surtout, la rosée
« muqueuse qui les inonde, les empêche de se livrer
« au sommeil, parce qu'elle provoque à chaque ins-

« tant de nouvelles démangeaisons. J'en ai observé
« plusieurs qui, après avoir essuyé mille angoisses
« depuis la veille, se déchiraient encore au point du
« jour, au milieu des débris sanglans de leur épi-
« derme. Ni les exhortations, ni les reproches ne
« peuvent arrêter l'ardeur qu'ils ont à se gratter ; la
« situation de ces malheureux individus est véritable
« ment des plus souffrantes et des plus pittoresques.

« (M. ALIBERT.) »

« Une dame en traitement éprouva des crises et des
« angoisses si grandes, qu'un jour, sous un prétexte,
« elle renvoya sa garde, s'enferma chez elle et accom-
« plit un affreux suicide On trouva cette infortunée,
« à peine âgée de 56 ans, baignée dans son sang ;
« elle s'était donné la mort à l'aide d'un couteau. »

Les moyens thérapeutiques sont loin d'atteindre le
but tant désiré par ces malheureuses victimes ; on a
mis à contribution une très-grande quantité de substances plus ou moins inertes, plus ou moins actives,
plus ou moins nuisibles, plus ou moins redoutables,
la scabieuse, la douce-amère, la bardane, la patience,
le trèfle-d'eau, la saponaire, la fumeterre, la pensée
sauvage, l'écorce d'orme pyramidal, les bois sudorifiques, le cresson, le raifort, le souffre, la potasse,
LE MERCURE, LE VERT-DE-GRIS, LE SUBLIMÉ CORROSIF,
L'ACIDE MURIATIQUE même, etc., etc. On emploie encore les bains, les bains ordinaires, ceux de Barrèges
ou sulfureux ; les OLÉOGÉLATINEUX, ou à la gélatine,

ou colle de poisson, ou colle de Flandre; oui de la colle de Flandre, et croyez-le parce que c'est vrai ! on met en usage les apozèmes, les bols, les extraits, les pastilles, les robs, les pommades, les onguens, les cataplasmes, les poudres, sirops, nitrates, sulfures, les vésicatoires, cautères, éétons, etc, et une soixantaine d'etc., auxquels vous pourrez encore ajouter les sangsues et la diette; car rien n'échappe à ce malheureux système, et malgré que les voies digestives soient souvent en bon état dans cette maladie, quelques praticiens recommandent une diette rigoureuse.

« N'est-ce donc pas assez de saigner sans mesure,
« Sans nous priver encore de toute nourriture ?

Voilà les remèdes proposés, reçus même *académiquement :* en proposer un qui n'aura point reçu la sanction de la société académique, c'est, nous le comprenons, s'exposer à *l'anathème.* C'est ainsi qu'il en arrive souvent aux découvertes les plus utiles, aux vérités les mieux établies. SOCRATE but la ciguë pour avoir proclamé l'unité de l'Eternel. GALILÉE allait être brûlé vif s'il ne se fût rétracté. HARVEY fut persécuté pour avoir annoncé la circulation du sang. De quelles vissicitudes n'ont pas été abreuvés les premiers propagateurs de la vaccination. La routine, la vanité, l'amour-propre, l'orgueil, l'entêtement, sont souvent cause qu'une découverte utile reste sans fruit.

« On peut, malheureusement, reprocher aux méde-

« cins d'avoir toujours été extrêmes ; ils ont banni,
« sans restriction, ce qu'ils avaient adopté sans exa-
« men ; et on les a vus successivement dépouiller leur
« art de tous les secours qu'il pouvait retirer des
« sciences accessoires.

« (M. CHAPTAL.) »

Ce n'est qu'après une longue expérience, des observations exactes et des succès toujours constans, que
nous proposons notre remède, nous prenons la réso-
lution de ne rapporter aucune citation, il nous faudrait
un volume assez considérable pour les rapporter toutes
et nous ne voulons faire qu'un opuscule le plus laconi-
que possible. Dans une brochure imprimée en 1834,
nous avons signalé bon nombre de guérisons opérées
de tous les points, même dans des hôpitaux et des hôpitaux de premier ordre ; nous aurions pu en citer dans
l'hôpital Saint-Louis à Paris, mais puisque tant de personnes sont si suceptibles , nous ne rapporterons aujourd'hui aucune citation , et quoiqu'il ne doive pas
être plus honteux de se guérir d'une dartre (fut-elle
ressemblante à une lèpre) qu'il n'est honteux de se
guérir d'un rhumatisme. Nous respecterons l'ignorante
volonté de certains préjugés. Ainsi malades , adressez
vous à nous avec confiance , nous serons discrets ,
nous aurons soin de bien lier notre sac qui contient
plus de dix livres de correspondance des plus honora-
bles, et s'il en est divulgué quelque chose , ce sera
confidentiellement.

DARTRES.

DE LA CAUSE DES DARTRES.

La principale cause des Dartres est bien évidemment une surabondance de l'humeur glaireuse : la couleur, la qualité du suintement , la formation des gales ou croutes ne laissent aucun doute sur ce point. Une secousse violente sur le système lymphatique peut donner naissance à cette maladie ; et telle personne qui est en bonne santé aujourd'hui peut demain être couverte d'un exhantème qui, en faisant son supplice, la rendra hideuse et *la fera fuir* de ses semblables. Une chute , une peur, une colère violente, une sueur répercutée , le mauvais lait d'une nourrice, la saleté ; enfin mille circonstances peuvent donner lieu à une éruption dartreuse, qui peut être d'abord locale et peut ensuite s'étendre sur tout le corps, comme nous avons vu maints exemples, parce qu'une fois ce débordement glaireux arrivé à une partie du corps, le dommage commencé dans les tégumens se propage de proche en proche, et porte à la peau cette dégénérescence lymphatique qui, semblable à un torrent, ne s'arrête que quand il a tout envahi, si une digue assez puissante ne lui est opposée. C'est donc évidemment aussi l'humeur glaireuse qu'il faut attaquer pour en dépurer la masse et en débarrasser le sang qu'il faut toujours ménager, et là, même, plus que jamais, car ce n'est pas dans le sang que siège le principe dartreux. Il faut en dépurant cette masse glaireuse employer un moyen que nous appellerons secondaire, pour restituer à la peau la qualité qu'elle a perdue par l'acrimonie de cette humeur qui la dévore sans cesse ; tel est le but proposé et que l'on est sûr d'atteindre en suivant notre indication.

DE LA CONTAGION DES DARTRES.

Les Dartres sont-elles contagieuses ou non? La question est importante, et exigerait peut-être des développemens plus étendus que ceux que nous nous proposons de donner ici ; nous nous contenterons de dire que nous avons eu l'occasion de remarquer des personnes qui, gravement affectées de cette maladie, avaient entre elles les rapports les plus intimes, et depuis plusieurs années, sans s'être jamais communiqué le mal dont l'une d'elle était affectée ; il n'y a, nous le pensons, que les affections du cuir chevelu (que souvent l'on nomme teigne) qui se communiquent assez facilement, soit au moyen du peigne ou de la coiffure; voilà le seul cas ou nous pensons qu'il soit nécessaire de se prémunir contre la contagion. C'est surtout lorsque ce mal paraît chez les enfans qu'il faut s'empresser d'y apporter remède ; il est d'ailleurs plus facile de guérir un enfant quand les parens veulent y donner

les soins, qu'il ne l'est de guérir dans l'âge avancé.
La plupart des gens et même des gens de l'art disent,
en voyant un enfant couvert d'une éruption qui
fait son tourment : *Tant mieux, cela le purge ; ce ne sera
rien.* Mais si l'on a quelquefois confondu la croûte
de lait avec la teigne muqueuse, plus souvent et avec
plus de préjudice on prend celle-ci pour la croûte de
lait. *Ce ne sera rien !* En voulez-vous un exemple pris à
bonne source, et qui pourrait se répéter par mille ?

« M. B***, né en 1760, fut atteint de la teigne mu-
« queuse à l'âge de 5 ans ; mais ce fut surtout à l'âge
« de 19 ans que l'affection cutanée éclata avec une
« extrême violence. Elle se porta à la tête d'une force
« singulière, et sortait par le front et les joues, où
« elle déposait des écailles épaisses d'un aspect affreux.
« Ce malheureux homme a suivi les prescriptions des
« plus savans docteurs ; hé bien, en 1818, voici ce
« qu'en disait encore M. Alibert, médecin de l'hôpital
« St-Louis à Paris :

« Enfin ce malheureux individu a suivi t us les
« conseils ; il a employé tous les remèdes ; il s'est
« soumis à tous les moyens : et cependant, à l'h ure
« où j'écris, 1818, il est encore dans la plus triste po-
« sition ; il ne peut goûter le moindre repos. *Souvent,*
« dit-il, *la douleur me réveille en sursaut ; elle est si aiguë
« qu'il me semble avoir sur la jambe une étrille qui la dé-
« chire et la brûle tout à la fois.* Alors il a beau se con-
« tenir pour ne pas se gratter. Bientôt le prurit

« triomphe de sa surveillance; et il se déchire avec ses
« oncles. Quelles expressions assez fortes peuvent
« peindre les angoisses de l'état que nous décrivons !
« Quelle existence que celle qui fait des jours d'un
« homme un tissu continuel de tourmens et d'amer-
« tume ! Un semblable fléau n'est-il pas plus affligeant
« pour l'espèce humaine que la fièvre adynamique ou
« la péripneumonie, dont le péril est au moins d'une
« courte durée ! » (ALIBERT).

58 ans d'une affreuse maladie ! Et combien n'en
n'avons-nous pas vu mourir, auxquels il n'était plus
possible de penser à leur administrer même le meilleur
des remèdes ! Quelque peu grave que soit l'affection, on
doit s'empresser de la détruire : il n'est pas d'agonie
plus douloureuse pour les assistans que celle d'un
Dartreux.

Voici comment ce savant docteur (M. Alibert) ter-
mine ses observations sur la Dartre Squammeuse :

« Est-il une maladie plus horrible et plus désespé-
« rante que celle que je viens de décrire ! Cependant elle
« n'est malheureusement que trop répandue de nos
« jours ; et les moyens de l'art ne sont que trop sou-
« vent sans pouvoir contre un fléau si funeste pour
« l'espèce humaine. »

Nous avons plus d'une fois entendu dire : Les Dartres sont l'écueil de la médecine : il n'y a pas de remède contre cette maladie. Il n'y a pas de remède ! non
pour ceux qui ne veulent pas les étudier, qui ne veulent pas les connaître, pour ceux qui ne veulent rien

examiner et qui ne trouvent de bon que ce qui est enfanté par eux, fût-il des plus ridicule ou des plus dangereux.

Pour nous, nous le répétons, fort d'une expérience consommée,

Sans nous informer de leur couleur ou de leur tempérament, nous proposons à tous notre remède ; il suffit d'être malade pour l'employer : peu importe qu'ils soient blonds, châtains, roux, bruns ou noirs ; qu'ils soient glaireux, sanguins, lympathiques, bilieux ou nerveux ; qu'ils mangent aile de poulet ou de canard, un fricandeau ou un bifteo, le rein d'un lapin ou d'un lièvre, pourvu qu'ils mangent et qu'ils se lavent deux fois par jour avec l'eau de BENJOIN, qu'ils se purgent souvent avec la liqueur de BENJOIN, et ils se guériront. (Voyez page 12, traitement).

Il est des personnes dartreuses qui n'éprouvent pour ainsi dire aucune incommodité de leur état, seulement leur peau est farineuse mais sans démangeaison ; ces personnes n'auront pas besoin d'employer autre chose que l'Eau de Benjoin, connue pour la toilette. En ayant soin de se laver avec cette Eau, leur peau deviendra plus élastique, plus franche ; elle fera mieux ses fonctions et on n'aura pas besoin d'autres secours. Mais d'autres éprouvent les angoisses les plus cruelles, des demangeaisons insupportables, un feu dévorant à la partie malade, une desquamation de la peau qui se renouvelle et se détruit sans cesse, des boutons purulens d'où sort continuellement une matière ichoreuse, qui, séchant en partie, forme des écailles, des croûtes qui se renouvellent plus ou moins promptement. La Lithographie qui est au commencement de cette brochure est un tableau fidèle et d'après nature d'une espèce de Dartre, nommée *Squammeuse humide* : ce tableau est encore une représentation fidèle de la situation de plusieurs personnes que nous avons connues, affectées de cette terrible maladie et guéries avec notre remède

TRAITEMENT DES DARTRES.

Nous l'avons dit, pour une Dartre peu compliquée, que l'on nomme ordinairement *farineuse*, il suffira souvent d'user de l'Eau de Benjoin, comme pour la toilette. Lorsqu'il y aura plus de gravité, il faudra prendre par jour trois verres de tisane faite avec la racine de bardane et celle de patience, dans laquelle on ajoute du miel ; laver tous les jours deux fois avec l'Eau de Benjoin pure et froide toutes les parties malades ; se purger souvent avec la Liqueur de Benjoin. C'est surtout au commencement du traitement qu'il est nécessaire de purger activement, à moins que le sujet ne soit absolument faible, il est bien de se purger trois jours de suite. Si pourtant les évacuations étaient considérables, on pourrait mettre un jour d'intervalle entre chaque dose, et l'on resterait ensuite quelques jours sans user des purgations, pour les reprendre de temps en temps, et en ayant soin de continuer la tisane et les lotions. Quand on aura fait le traitement pendant quelque temps, on pourra supprimer la tisane et continuer les lotions et les purgations.

Si le mal était dans les cheveux, il serait quelquefois nécessaire de les couper, et d'ajouter à l'Eau de Benjoin un peu de la Liqueur, qui donnerait plus de force au lavage. Ainsi, comme l'on voit, voilà un traitement facile et dont les plus malades éprouvent de suite les heureux effets, car aussitôt les lotions commencées, la démangeaison diminue sensiblement.

Les enfans d'un âge tendre.

Les enfans à la mamelle ne peuvent être assujettis à la tisanne, elle ne leur est pas nécessaire. On voit souvent des enfans dès l'âge de six mois être atteints de la *teigne muqueuse* : elle se reconnaît facilement par une démangeaison , un écoulement d'humeur qui forme bientôt des gales, des croûtes plus ou moins épaisses : c'est assez souvent le cuir chevelu qui est le premier pris, ensuite les oreilles, quelquefois tout le corps. Il ne faut pas balancer à couper les cheveux s'ils sont un peu forts, bien laver alors toutes les parties malades avec l'Eau de Benjoin, deux fois par jour, et purger de temps en temps avec la Liqueur de Benjoin et au moyen de doses proportionnées à l'âge L'enfant à la mamelle doit rester deux ou trois heures sans téter après avoir pris la dose; son estomac n'en souffrira pas, comme quelques nourrices pourraient le craindre. On ne tarde pas à reconnaître du mieux chez les enfans soumis à ce moyen extrêmement doux. Pour des enfans si jeunes, on mêlera la petite dose de Liqueur avec autant de sirop de guimauve.

Il est essentiel de prévenir les personnes qui se soumettraient à l'usage de notre remède, que, quelquefois pendant le traitement, il survient des mouvemens d'humeurs qui feraient croire au malade qu'il doit cesser le remède; des cloux, des fluxions comme des dépôts, une suppuration même plus abondante, telles sont les remarques faites à cet égard. Un malade qui raisonne devra comprendre que ces crises sont avantageuses. Un remède répercussif, nous le répétons, serait plus redoutable que la maladie même, et c'est alors qu'il faut au contraire activer les doses purgatives.

RÉGIME.

Nous ne connaissons aucun régime à tenir; chacun peut continuer ses habitudes quand elles ne sortent pas des bornes de la tempérance; par humeur, nous n'aimons pas les ivrognes, et, surtout dans le cas présent, nous les prierions de s'adresser ailleurs. Au reste, les personnes pauvres en faisant quelques efforts pour entreprendre notre facile traitement, devront en faire encore pour se procurer autant que possible une bonne nourriture ; car il est à remarquer que presque jamais dans ces affections, les voies digestives ne sont attaquées ; il est encore à remarquer que notre remède n'en rend les fonctions que plus actives ; ainsi la diette, loin d'être utile, serait bien préjudiciable.

Doses de la Liqueur de Benjoin, suivant l'âge.

Pour une grande personne, 2 onces ou un seizième de litre.

De 9 à 12 ans. . 2 cuillerées.
De 6 à 9 ans. . 1 cuillerée et demie.
De 4 à 6 ans. . 1 cuillerée forte.
De 2 à 4 ans. .. 1 cuillerée faible.
De 1 à 2 ans. . trois-quarts de cuillerée.
De 6 mois à 1 an. . une demi-cuillerée.

Les flacons sont d'un seizième de litre, ou 1 dose.
D'un huitième de litre, ou 2 doses.
D'un quart de litre, . .. ou 4 doses.
D'un demi-litre, . .. ou 8 doses.

Chaque dose est de 1 fr. 50 c.

On la prend pure le matin à jeun, en mettant par-dessus autant d'eau sucrée (on peut pour les enfans la leur mêler avec autant de sirop de guimauve). Pendant qu'elle fait son effet, on prend quelques tasses de bouillon maigre aux herbes ou du thé léger et un peu sucré, et après 5 à 6 heures de la prise, qu'elle agisse encore ou non, on pourra faire son repas tel qu'on le voudra, en s'abstenant seulement de crudités.

Les personnes dont les occupations les appellent chaque matin comme dans un bureau, par exemple, pourraient prendre les doses le soir en se couchant; l'effet en est plus tardif, les évacuations ne commencent que sur le matin, mais alors on en est quitte de bonne heure.

Dans le nombre des individus malades et qui se sont voués à notre traitement, il en est peu qui ne fussent porteurs de quelques exutoires, les uns un céton sur le cou, les autres un cautère soit au bras ou à la cuisse ou à la jambe, mais c'est surtout les vésicatoires qui ont la vogue : hé bien ! de tout cela nous ne voulons rien et nous faisons tout supprimer. Après que l'on a commencé les purgations on cesse d'entretenir ces écoulemens, et en les supprimant tout-à-fait, il faut encore se purger pour ne point s'exposer à une métastase, c'est-à-dire à un reflux d'humeur sur une autre partie.

Gury avait un cautère à une jambe et un vésicatoire à l'autre, nous lui avons fait supprimer l'un et puis l'autre. Dans la même maison (hospice de Villers-Bocage), un jeune homme qui avait depuis neuf mois un vésicatoire sur le cou et un autre au bras depuis quatre mois ; nous lui avons fait supprimer l'un et puis l'autre : tous les deux malades se portent bien depuis 20 ans. Enfin, nous entendons que notre remède soit employé seul et sans le secours d'aucun autre moyen.

Par le traitement que nous venons d'indiquer, on verra que nous tendons à débarrasser l'économie d'une surabondance d'humeur qui lui est préjudiciable et qui occasionne la maladie ; aucun moyen n'y conviendra mieux. On apercevra que notre remède ne peut être répercussif, effet des plus dangereux, et qui ne se rencontre que trop souvent dans des guérisons trompeuses et funestes. Apres de telles guérisons, en apparence, la matière se porte sur les voies de la respiration et l'on est suffoqué; sur la vessie, l'on éprouvera une rétention d'urine ; sur l'estomac, les fonctions en seront interverties; sur les intestins, l'on aura des constipations opiniâtres ou des diarrhées fâcheuses, etc., etc. Il est impossible que cela arrive avec notre moyen qui est tout-à-fait dépuratif. La liqueur qui se prend à l'intérieur est évacuante, non seulement par les voies inférieures , comme purgatif , mais aussi par les urines comme diurétique et par les pores comme diaphorétique; l'eau qui sert aux lotions, loin d'être astringeante ou répercussive, rend la peau plus franche, plus élastique , et en la nettoyant des galles , écailles ou croûtes, permet à la sérosité de sortir comme une rosée dépurative , ainsi que chaque malade peut s'en convainvre après les lotions ; car la partie malade étant sèche de la lotion, se trouve imbibée d'une sueur limphatique que l'on peut remarquer par gouttelettes. Un remède répercussif serait bien plus à craindre que la maladie elle-même, et combien de victimes n'ont-elles pas payé le tribut d'une pareille méthode !

La diversité des ordonnances pour cette maladie sont souvent de nature à faire rire le plus sérieux si le sujet n'était aussi grave.

En voici un échantillon : en 1831, un malade qui se disait lépreux (et considéré comme tel par le vulgaire) nous fut adressé. Nous voulumes bien lui procurer notre remède, mais à la condition qu'il ferait avec nous le voyage de Paris et qu'il obtiendrait des ordonnances par écrit des meilleurs médecins de la capitale, surtout à l'hôpital St-Louis; sa position était affreuse, les bras, les cuisses et presque tout le corps, étaient couverts de croûtes comme représente la litographie au commencement de cet opuscule , sa position était des plus malheureuses.

Au mois d'avril 1831, nous fûmes à Paris avec notre malade, il se présenta à l'hôpital Saint-Louis , M. Alibert , médecin en chef était absent , le malade fut consulté par M. Lefrançois à défaut de M. Alibert et voici son ordonnance :

Administration des hôpitaux et hospices civils de Paris.

HOPITAL SAINT-LOUIS.—TRAITEMENT EXTERNE.

1° Chaque matin à jeun, prendre de 2 à 4 onces de jus d'herbes dans un verre de petit lait ;

2° Pour tisane ordinaire, la limonade citrique ou sulfurique selon l'avis du médecin du lieu ;

3° Purger tous les dix jours ;

4° Faire tomber les croûtes au moyen de cataplasmes de farine de lin et d'eau de guimauve ;

5° Prendre trois bains par semaine que l'on composera de décoction de son, de tête de pavot et d'une demi-livre de COLLE DE FLANDRE ;

6° On fera succéder à ces bains les bains sulfureux, composés ainsi qu'il suit :

Eau tiède, quantité suffisante ;

Sulfure de potasse, 2 onces ;

7° Quand la maladie aura été bien améliorée, frictionner les parties malades avec la pommade suivante :

Axonge récente, 2 onces ;

Iodure de souffre, 1 scrupule.

Faites une pommade parfaitement homogène.

8° Les sucs d'herbes ne pourront être employés au-delà de trois semaines ; on mettra le malade à l'usage du sirop de cuisinier *sans mercure* et à la tisane de salsepareille et douce-amère.

Paris, 9 avril 1854.

Signé LEFRANÇOIS.

2° *Ordonnance.*

Je conseille les moyens suivants :

1° Se faire pratiquer deux saignées à 12 ou 15 jours d'intervalle ;

2° Prendre tous les 2 jours un bain d'eau de son , à 28 degrés , avec addition d'une demi-livre de Colle de Flandre , jusqu'à ce que la rougeur et le gonflement de la peau ayent au moins diminué ;

3° Appliquer 15 sangsues autour des points où l'irritation de la peau persistera ;

4° Prendre ensuite des bains sulfureux , c'est-à-dire auxquels on ajoutera 4 onces de sulfure de soude ;

5° Se purger tous les 8 à 10 jours avec tartrate acidule de potasse et sulfatte de magnésie, de chaque 6 gros dans une première tasse de bouillon aux herbes, dont on fera usage chaque fois qu'on se purgera ;

6° Se nourrir exclusivement de légumes et de viandes BLANCHES en petite quantité, ne boire que de L'EAU.

Si l'usage des bains sulfureux ne terminait pas la guérison , on ferait bien d'avoir recours aux bains de vapeur simple. Je conseille enfin de s'abstenir de médicamens excitant à l'intérieur, de sudorifiques ou autres, comme de toutes boissons fermentees.

Paris, 10 avril 1831.

Signé Costin.

5e *Ordonnance.*

Il faut aller chez Lamouroux, apothicaire, rue Marché-aux-Poirées, n° 11, a la halle.

Vous prendrez chez lui de la pommade d'iodure de souffre UNE PROVISION.

Il faut prendre des bains chauds ; après le bain, il faut se coucher dans un lit chaud pour transpirer. Lavez vous avec l'eau factice de Barège. On compose cette eau sulfureuse par le moyen de 2 bouteilles n°s 1 et 2. On lit sur l'étiquette la manière de s'en servir. Boire de l'eau de chicorée sauvage.

Prenez tous les jours quatre pastilles souffrées.

Il faut de toute nécessité entrer à l'hôpital St-Louis.

Paris, 14 avril 1834.

Signé ALIBERT.

Nous avions en cette circonstance la prétention de nous adresser aux sommités médicales et nous nous adressâmes encore à M. Adelon, president de l'Académie royale de médecine , il nous reçut fort bien , examina le malade avec intérêt, mais, nous dit il , *je m'occupe peu de ces* MALADIES , *voyez Alibert : je le verrai moi-même ce soir, et je vous recommanderai.* Bien obligé, monsieur ! et nous le quittâmes. Cette *ordonnance* était la plus courte et peut-être la plus PITORESQUE.

Mais voyez ! M. LE FRANÇOIS ordonne la *Salsepareille*, qui est indiquée comme un des plus *puissans sudorifiques*, et M. COSTIN défend les sudorifiques ! M. Alibert s'en rapporte à l'apothicaire pour la *provision d'iodure.*

Bon Dieu ! bon Dieu ! misères humaines ! .....

Son dernier avis est qu'il faut entrer à l'hôpital St.-

Louis. Et quoi faire à l'hôpital Saint-Louis ? Pour y mourir, peut-être, car il y en meurt souvent et il ne s'y en guérit jamais de cette affection... Il me souviendra toujours d'y avoir vu une femme, encore jeune, affectée d'une dartre qui lui couvrait la figure et une partie de la poitrine. Imaginez quel remède (ou plutôt quelle torture) j'ai vu lui appliquer ; on aurait eu des raisons de vengeance contre cette femme, je pense que l'on n'aurait pu mieux faire pour la punir. Au moyen d'un petit pinceau que l'on trempait dans un flacon, on lui brûlait toute la partie malade avec de l'*acide muriatique*. J'ai même aidé à ranger son fichu ou sa collerette pour que ce caustique ne l'atteignît pas (je me trouvais là par hasard). Je pense bien que la pauvre femme n'aura pas eu à se louer d'un pareille traitement. Celui que nous indiquons est loin de lui ressembler, Dieu merci. La plus belle peut l'employer pour entretenir sa beauté.

LIQUEUR DE BENJOIN COMPOSÉE.

Le composé de cette Liqueur, qui est d'une belle couleur, n'a rien de rebutant au goût : c'est un assemblage de substances purgatives, associées à d'autres substances toniques, antiscorbutiques, diaphorétiques, apéritives, diurétiques, vulnéraires, etc., toutes du règne végétal, dont l'ensemble forme un tout essentiellement balsamique. Elle est incorruptible dans toutes les températures et pourrait se garder trente ans. Le BENJOIN, qui est une des parties constituates, est peut-être une des meilleures productions de la nature, mais trop négligée par la médecine : notre recette est la seule où l'on ait associé les purgatifs à ce baume précieux, que quelques auteurs ont appelé le *Baume du poumon*. Si les bornes que nous nous proposons pour ce petit ouvrage, n'arrêtaient notre plume, nous donnerions ici une histoire détaillée de cette substance ; nous renvoyons le lecteur à toutes les recherches qu'il pourra en faire. Tous les auteurs anciens et modernes en proclameront unanimement les bonnes qualités. Nous rapporterons seulement ce qu'en disait un savant anglais en 1788 (M. Williams Marsden, de la société royale de Londres) : *Il y a lieu*, dit-il, *de regretter que ses vertus n'ayent pas encore été soigneusement examinées, car il est fort à présumer qu'il possède des qualités aussi grandes et aussi salutaires qu'ucune autre production végétale employée dans la matière médicale. Je ne doute point que quelque médecin habile n'élève un jour le Benjoin, qui a été beaucoup trop négligé, au degré d'estime qu'il semble mériter.*

Notre recette, enfin, peut être considérée comme un *dépurateur*, comme un *antiglaireux*, un *toni-purgatif*, un *régénérateur*, et surtout comme un anti-dartreux et un curatif.

Nous pourrions indiquer des milliers de personnes de tous rangs, des ministres, des pairs de France, des membres de la chambre des députés, des généraux, des magistrats, des jurisconsultes, des négocians, des médecins, des pharmaciens, des ecclésiastiques, des religieuses hospitalières, des artisans, en un mot de toutes les classes de la société et de beaucoup de malheureux *abandonnés* de la faculté, qui tous lui apportent journellement un tribut d'éloges.

EAU DE BENJOIN COMPOSÉE.

Cette Eau est principalement destinée pour la toilette, et ses effets, comme cosmétique, sont des plus salutaires. On peut s'en laver la figure après s'être rasé. Elle efface les rugosités, ranime le teint en rafraîchissant la peau, et lui rend le velouté que lui enlève trop souvent, soit l'aridité de l'air, ou l'acrimonie des humeurs qui circulent avec le sang, se portent à la peau et y occasionnent des dartres, des érysipèles, des démangeaisons quelquefois insupportables. Il suffira, pour se maintenir le teint frais, de s'en servir une fois par jour, le matin en se levant, ou dans le cours de la journée, quand on croira en avoir besoin; son fréquent usage ne peut porter aucun pré_judice. Elle devra toujours être employée pure et froide. Pour la démangeaison, quelque grande qu'elle soit, elle sera appaisée aussitôt que l'on commencera l'usage de cette Eau, et telle personne qui passe ses nuits sans reposer à cause de cette fatigante incommodité, reposera tranquillement dès la première nuit qui en suivra l'usage. On ne doit craindre avec elle aucune répercussion, et les personnes qui auraient des ulcères,

soit vieux ou récens, peuvent les bassiner avec ; ce sera
le moyen d'empêcher l'inflammation et souvent de les
guérir sans autre secours, en ayant soin de bien bassiner et tenir des compresses imbibées. Les citations
que l'on pourrait faire de guérisons de cette nature
seraient sans nombre. On peut s'en bassiner les yeux
en cas d'irritation ou d'ophtalmie ; on peut s'en laver
la tête ; ce sera un moyen pour maintenir le cuir chevelu dans un état d'élasticité nécessaire, que l'on cher-
che souvent et inutilement à lui donner au moyen de
pommades et d'huiles, en nettoyant les cheveux des ma-
tières qui souvent les dessèchent, les font grisonner et
tomber ; cette Eau ne pourra que les fortifier. Si on
s'en nettoie la bouche, elle rafermit les gencives, ra-
fraîchit l'haleine et ne peut que fortifier l'estomac et la
poitrine Elle laisse une odeur fort agréable. Elle guérit
les gerçures des lèvres, les engelures, quand même elles
seraient ulcérées; on peut, en un mot, s'en laver toutes
les parties du corps, intérieurement comme à l'exté-
rieur, soit par raison de propreté seulement, ou par
cause de maladie. Ce composé est tellement innocent,
qu'une personne en boirait une bouteille d'un litre
sans en éprouver aucun mal.

Les flacons sont d'un huitième de litre. . 1 fr.
                   D'un quart de litre. . . 2 fr.
                   D'un demi-litre. . . . 4 fr.

Pour se procurer les deux liquides, il faut s'adresser à M. BLIN, *rue Notre-Dame*, 117, à Caen. Affran-

chir la lettre de demande. On paie à la diligence en recevant l'envoi. Avoir soin de bien indiquer les lieux de dépôts pour les diligences.

Les flacons qui ne seraient pas revêtus du cachet ci-dessous, devront être refusés.

Il serait toujours utile d'indiquer la nature de l'affection pour proportionner l'envoi. Une instruction accompagne les flacons; et les renseignemens qui seraient demandés sont donnés *gratis*.

N. B. Notre méthode et notre recette ont été communiquées à l'académie royale de médecine, le 27 juin 1829, par l'intermédiaire de S. Exc. le Ministre de l'intérieur, et nous prenons l'engagement de la faire connaître à quiconque en marquerait le désir.

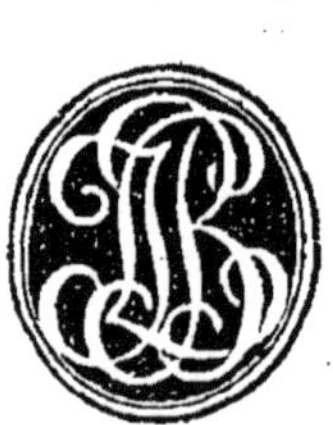